SUR UN CAS
D'ÉLYTROCÈLE POSTÉRIEURE

(HERNIE DÉSHABITÉE DU CUL-DE-SAC DE DOUGLAS)

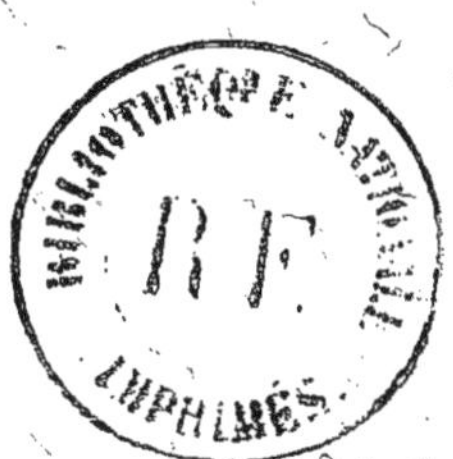

PAR

Gabriel TAPIÉ DE CÉLEYRAN

Ex-interne de Péan
Ex-assistant de Péan
Docteur en médecine de la Faculté de Paris

PARIS
G. STEINHEIL, ÉDITEUR
2, RUE CASIMIR-DELAVIGNE, 2

1899

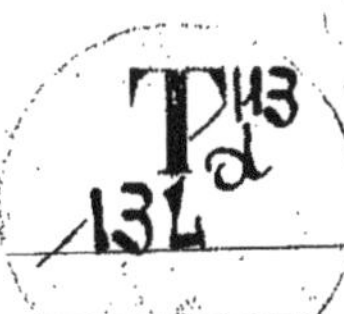

SUR UN CAS

D'ÉLYTROCÈLE POSTÉRIEURE

(HERNIE DÉSHABITÉE DU CUL-DE-SAC DE DOUGLAS)

IMPRIMERIE LEMALE ET Cie, HAVRE

SUR UN CAS
D'ÉLYTROCÈLE POSTÉRIEURE

(HERNIE DÉSHABITÉE DU CUL-DE-SAC DE DOUGLAS)

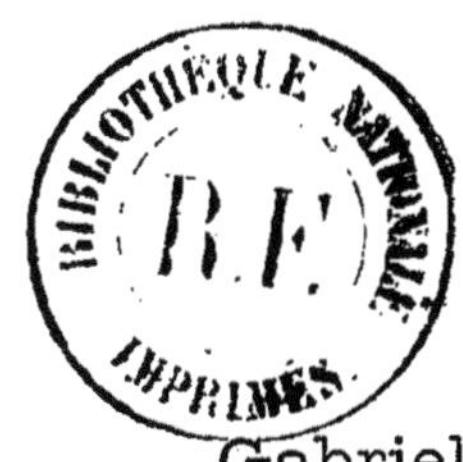

PAR

Gabriel TAPIÉ DE CÉLEYRAN

Ex-interne de Péan
Ex-assistant de Péan
Docteur en médecine de la Faculté de Paris

PARIS

G. STEINHEIL, ÉDITEUR

2, RUE CASIMIR-DELAVIGNE, 2

1899

A MES PARENTS

A MES AMIS

A LA MÉMOIRE DE PÉAN

MON CHER ET REGRETTÉ MAITRE

A MON PRÉSIDENT DE THÈSE

MONSIEUR LE PROFESSEUR TILLAUX

Chirurgien de la Charité
Membre de l'Académie de médecine
Commandeur de la Légion d'honneur

SUR UN CAS

D'ÉLYTROCÈLE POSTÉRIEURE

(HERNIE DÉSHABITÉE DU CUL-DE-SAC DE DOUGLAS)

A la veille de terminer nos études médicales, nous nous faisons un devoir, suivant la coutume établie, d'adresser quelques remerciements aux maîtres, qui ont bien voulu nous guider dans notre carrière d'étudiant.

Nous garderons toujours une grande reconnaissance à MM. les professeurs Duret et Rogie, de la Faculté libre de Lille, qui nous ont initié aux premiers éléments d'Anatomie et de Chirurgie.

Que M. le professeur Proust, que MM. Letulle et Thoinot veuillent bien accepter ici nos remerciements pour leur bienveillance à notre égard, pendant notre passage dans leurs services hospitaliers à l'Hôtel-Dieu, etc.

Mais ce n'est pas sans une bien sincère et vive émotion que nous rappelons ici la mémoire de notre regretté et vénéré Maître Péan.

Cette thèse inaugurale nous a été inspirée par lui. C'est

à ses côtés que nous en avons recueilli les éléments. Nous avons eu, en effet, la bonne fortune et l'honneur d'assister cet admirable chirurgien pendant plus de six ans. En 1891, nous avons travaillé sous ses ordres à l'hôpital Saint-Louis; puis au moment de la fondation de son Hôpital International (1), il nous appela aux fonctions d'interne que nous n'avons quittées que pour le suivre journellement dans ses opérations de la ville comme assistant, jusqu'au jour de sa mort. Nous ne nous lasserons jamais de dire de quelle affection et de quelle sollicitude notre regretté Maître a bien voulu nous entourer pendant ce long espace de temps. Il a été pour nous non seulement un maître, mais un véritable ami; aussi a-t-il laissé dans notre mémoire le sentiment profond d'une affectueuse reconnaissance, et l'éternel regret d'une séparation prématurée.

Que M. le professeur Tillaux, qui a bien voulu accepter la présidence de notre thèse, reçoive ici l'assurance de nos respectueux remerciements.

(1) Aujourd'hui Hôpital Péan.

CHAPITRE PREMIER

Historique.

La hernie vaginale du cul-de-sac de Douglas (élytrocèle postérieure) est une variété de hernie relativement rare. Il en existe peu d'exemples dans la littérature médicale. Chose curieuse, le plus grand nombre des cas observés, ou tout au moins décrits se trouve dans les travaux des auteurs anciens.

A vrai dire, cette variété herniaire, comme le disait A. Cooper, est plntôt une trouvaille d'autopsie, comme on pourra le voir dans les observations que nous avons résumées à la fin de ce travail.

Les auteurs de la fin du XVIIIe siècle et du commencement du XIXe, Sandifort, Hoin, Garengeot, Günz, Garmann, Lemaire, Hacnel, Levret, Louis, de Haen, Stubbs, Scarpa, A. Cooper, nous ont laissé des descriptions plus ou moins détaillées de cette lésion qu'ils ont rencontrée soit à l'amphithéâtre, soit dans leur clientèle.

Puis le silence semble se faire autour de cette lésion, et il faut arriver en 1862 pour trouver le cas de Péan, présenté à la Société de chirurgie et reproduit avec figures dans la *Gazette des hôpitaux* de la même année.

Le même auteur nous a dit en avoir observé un autre cas, vers la même époque, dans le service de Huguier.

Mais on peut dire que depuis une vingtaine d'années les auteurs se sont occupés plus activement de cette variété de hernie, surtout depuis l'opération de Gaillard-Thomas en 1885. Aussi rien d'étonnant, puisque c'est vers cette époque que date l'apparition de l'antisepsie et la remise en vigueur de la cure radicale de diverses sortes de hernie ; ces deux ordres de faits devaient bien avoir un certain retentissement sur le traitement de l'affection qui nous occupe.

Mais le premier travail d'ensemble sur cette question date de 1896, lorsque Berger fit sa communication au *Congrès de Chirurgie* sur un cas d'élytrocèle opéré par lui avec plein succès d'ailleurs, quoique la variété dont il s'agissait offrît certaines difficultés opératoires pour le maintien de la guérison.

Nous y trouvons une observation très détaillée de l'affection qui nous occupe, avec tous ses signes objectifs et son traitement et cette observation est suivie de considérations générales sur la question, surtout au point de vue opératoire.

Nous avons eu la chance en 1893, lorsque nous étions interne de Péan à son Hôpital International, de voir un cas à peu près analogue ; nous avons assisté notre maître à faire l'opération, et c'est nons qui avons soigné la malade et l'avons suivie jusqu'à sa sortie du service. Elle nous a, dans la suite, donné de ses nouvelles. La rareté de cette affection et son intérêt au point de vue chirurgical nous ont engagé à en faire le sujet de notre thèse inaugurale.

CHAPITRE II

Anatomie pathologique. — Étiologie.

Quel est le dispositif anatomique de la région qui nous occupe?

Il est d'abord bien entendu que nous ne nous occupons que de *la hernie du cul-de-sac de Douglas* à travers la paroi postérieure du vagin. Nous n'envisageons que le cas d'*élytrocèle postérieure*. Les autres variétés (hédrocèle, forme périnéale, hernie labiale) ne sont que des stades plus avancés du cas qui nous intéresse.

Le cul-de-sac de Douglas, repli péritonéal qui relie la face postérieure de l'utérus à la face antérieure du rectum et forme le point le plus déclive de la grande cavité péritonéale, descend au-dessous de l'insertion du col utérin sur le vagin, avant de se réfléchir sur le rectum. Mais de quelle profondeur la séreuse descend-elle dans l'épaisseur de la cloison recto-vaginale? Les avis sont partagés. Testut parle de 15 à 20 millimètres. Tillaux donne à ce diverticule une hauteur de 3 centimètres, ce qui fait que le péritoine coifferait un peu plus du quart supérieur du vagin. En somme, les chiffres exacts nous manquent pour apprécier la profondeur moyenne du repli de Douglas. Et pourtant ce serait un élément intéressant pour expliquer la pathogénie de l'affection qui nous occupe et savoir la part que l'on doit réserver à l'origine congénitale de cette variété de hernie.

Au-dessous du point de réflexion du péritoine, la paroi postérieure est en contact presque immédiat avec la paroi antérieure du rectum, jusqu'au niveau supérieur du plancher périnéal. C'est à ce niveau qu'est constituée à proprement parler la *cloison recto-vaginale*. En effet, en dessous, le rectum et le vagin s'écartent l'un de l'autre pour constituer le périnée qui, sur une coupe longitudinale, affecte la forme d'un triangle à base inférieure constituée par la peau. Nous avons dit que le vagin et le rectum sont presque en contact sur toute la hauteur de la cloison recto-vaginale. En effet, ces deux organes sont séparés l'un de l'autre par une lame plus ou moins épaisse de tissu cellulaire sous-péritonéal. Ce tissu cellulaire est lâche, à larges mailles et n'offre aucune espèce de résistance aux déplacements des organes voisins.

Au-dessous, c'est-à-dire correspondant au quart inférieur dn vagin, se trouvent les muscles et les aponévroses du périnée ; mais nous ne nous occuperons pas de cette région, car si le cul-de-sac péritonéal passe au-dessous du plancher supérieur périnéal, nous avons tout de suite affaire à une autre sorte de hernie que celle qui nous occupe.

Nous connaissons donc les rapports normaux de la région, *chez l'adulte*. Mais *chez l'embryon* nous avons à noter des différences notables, surtout au point de vue de la profondeur du cul-de-sac de Douglas.

Les travaux d'Ebner (1), de Zuckerkandl et de Ziegens-

(1) EBNER. *Deutsche Zeitschrift für Chir.*, t. XXVI, p. 48.

peck nous semblent donner à cette question une solution non moins approximative. Ebner, étudiant surtout les hernies périnéales et leurs différentes variétés, les attribue toutes à un abaissement du cul-de-sac de Douglas. Il développe de son mieux cette supposition, mais reste toujours dans le champ des hypothèses; trouvant insuffisantes les conditions jusque-là indiquées pour expliquer le mécanisme de la production de la hernie, il en propose une autre.

Zuckerkandl (1) paraît avoir été plus loin dans cette voie. Il a recherché chez l'embryon aux divers stades de la vie intra-utérine quel était le siège exact du cul-de-sac de Douglas. Or, d'après les figures annexées à son travail, on constate que chez des embryons de 35 millimètres, le repli péritonéal descend jusqu'au plancher périnéal. Sur d'autres coupes sagittales, pratiquées sur des sujets de plus en plus âgés jusqu'à la naissance, on peut se rendre compte que le cul-de-sac de Douglas remonte à mesure qu'on se rapproche du terme de la grossesse.

Mais, si ce cul-de-sac occupe un siège très abaissé chez l'embryon, peut-on constater, en l'absence de hernie, l'existence après la naissance d'une disposition pouvant être rattachée à la persistance d'un état embryonnaire ? — A cette question, Otto Zuckerkandl répond que parfois, en effet, on rencontre chez l'adulte une sorte de fente de Douglas descendant jusqu'au plancher périnéal et représentant en quelques sorte un sac herniaire déshabité. C'est ainsi que Pirogoff (2) figure dans son Atlas la coupe sagittale

(1) ZUCKERKANDL. *Deutsche Zeitschrift f. Chir.*, t. XXXI, p. 390.
(2) PIROGOFF. *Atlas d'anatomie.*

d'un bassin de femme adulte dans lequel la fente de Douglas (1) atteint jusqu'à l'orifice anal sans que les organes voisins (utérus, vagin, rectum) paraissent le moins du monde déplacés.

D'après Ziegenspeck (2) : « La profondeur du cul-de-sac de Douglas (cul-de-sac recto-utérin) est même normalement très variable. Sur 56 cas examinés, deux fois il descendait jusqu'au niveau du muscle de Luschka (retractor ani) sur la ligne médiane. »

Pour démontrer la persistance possible de culs-de-sac profonds, on peut encore invoquer un autre ordre de faits rapportés par Ziegenspeck. — Cet auteur, en effet, a trouvé dans quelques cas, s'ouvrant au fond du cul-de-sac de Douglas, un orifice conduisant dans l'espace celluleux sous-péritonéal. Parfois on y trouvait des sécrétions pathologiques, et Ziegenspeck pensait que c'étaient des fistules consécutives à des ouvertures d'abcès.

Selon Zuckerkandl, on peut admettre que ces cas sont le résultat d'une oblitération partielle du cul-de-sac de Douglas. Si cette hypothèse est exacte, le trajet fistuleux qui s'ouvre au fond de la poche péritonéale, représente le reste, le vestige d'un cul-de-sac de Douglas primitivement profond et qui s'est incomplètement oblitéré. — Il s'agirait là en somme d'un processus d'oblitération analogue à celui du canal vagino-péritonéal après la descente du testicule.

Enfin, dans certains cas de colporrhaphie, on a pénétré dans des cavités qui en imposent pour la cavité péritonéale.

(1) C'est sous forme de fente que se présente le cul-de-sac de Douglas sur une coupe sagittale.

(2) Cité par Berger.

Cependant, il ne s'agit là que de cavités closes. Ne seraient-ce point là ces cavités kystiques précédemment signalées qui doivent leur origine à l'oblitération restée partielle du cul-de-sac péritonéal qui primitivement descendait très bas ?

Le mécanisme de la production de ce genre de hernie est fort bien décrit par A. Cooper : « La hernie vaginale se forme dans l'espace compris entre l'utérus et le rectum. Cet espace est formé en bas par le péritoine qui forme un cul-de-sac se réfléchissant de la partie postérieure du vagin sur la partie antérieure du rectum : entre ce cul-de-sac péritonéal et le périnée se trouve un tissu cellulaire lâche. La pression de l'intestin sur cette partie du péritoine la déprime en bas vers le périnée, mais plus tard, étant arrêtée dans sa marche ultérieure dans ce sens (1), elle presse contre le vagin et pousse en avant la paroi postérieure de ce conduit. »

Dans sa communication au Congrès de Chirurgie, Berger admet deux variétés anatomiques pour la hernie vaginale qui nous occupe.

1° Dans une première variété (et c'est le cas de l'observation I de Berger) (2), « c'est la paroi postérieure du vagin tout entière qui forme la tumeur, qui fait saillie dans la cavité du vagin, qui se présente à la vulve et qui finit par faire saillie hors de cet orifice.... La laparotomie a permis de compléter quelques-unes des notions anatomiques que l'on possède sur ce genre de hernies : nous avons pu constater que le cul-de-sac péritonéal présentait en arrière de l'utérus des

(1) Par le plancher périnéal.

(2) BERGER. *Loc. cit.*

dimensions, une amplitude, une laxité très grandes ; ce cul-de-sac, où les doigts pouvaient s'engager de haut en bas sans rencontrer d'obstacles ni presque de limite inférieure, ne présentait aucune démarcation, aucun resserrement, aucune bride, aucun rétrécissement circulaire ou valvulaire, qui le séparât du reste du péritoine. Il n'y avait là rien qui ressemblât à un collet, il n'y avait pas de sac herniaire à proprement parler. » Ce ne serait donc pas une hernie à proprement parler, et en dehors de l'accouchement on ne voit guère comment se produiraient les complications propres aux hernies en général.

2° Dans le second cas, qui est celui de notre observation, la disposition anatomique n'est plus la même. Ici, nous avons affaire à une hernie véritable, présentant un sac péritonéal que l'on peut décortiquer, un véritable collet plus ou moins resserré suivant les cas, et susceptible de s'étrangler. Au-dessus du collet de la hernie, on trouve le cul-de-sac péritonéal qui peut être plus ou moins abaissé, mais peut être normal aussi. En se reportant à ce que nous avons vu plus haut au sujet des faits signalés par Zuckerkandl et Ziegenspeck, on pourrait admettre qu'il s'agit ici d'un cas d'oblitération partielle du repli de Douglas, oblitération incomplète qui a laissé subsister une partie de la poche péritonéale abaissée pendant le stade embryonnaire, et dont la communication avec la grande cavité péritonéale affecte l'apparence d'un collet herniaire. D'autre part, ne s'agirait-il pas ici d'une véritable hernie acquise produite depuis la naissance, à la manière des hernies ordinaires dont elle rappelle tellement l'aspect habituel ? Citons encore port le rapde Berger : « Certainement un point circonscrit de la paroi vaginale postérieure (1) s'est laissé déprimer, et le péritoine, refoulé par la pression intestinale au travers de ce point, est venu se coiffer de la muqueuse vaginale aux dépens de laquelle s'est constituée l'enveloppe extérieure de la hernie ; mais dans quel plan musculaire ou fibreux ést creusé cet orifice qui donne paasage au péritoine? Quelle est la lacune, quel est l'interstice à la faveur desquels s'est creusé cet orifice? C'est ce qu'un examen anatomique complet permettra seul d'établir à la faveur de quelques observations nouvelles. »

Nous admettrons donc avec Ebner comme cause efficiente principale de la hernie vaginale, un abaissement du cul-de-sac de Douglas. Mais on pourrait signaler d'autres causes, secondaires ou adjuvantes pour ainsi dire.

Ces causes seraient :

Le relâchement du péritoine dont la texture est plus ou moins ténue, plus ou moins solide.

La largeur insolite du bassin, surtout au niveau du détroit supérieur obstétrical.

Le traumatisme causé par certaines chutes brusques faisant comme une sorte d'appel vers le bas aux anses intestinales.

Enfin, Schreyer plaçait dans la direction et l'orientation du bassin la cause principale de cette variété de hernie. Un redressement du bassin dans le sens antéro-postérieur, ou mieux une inclinaison en arrière de l'axe de l'excavation aurait pour conséquence que la pression des viscères agît moins sur la région hypogastrique et sur les parois antérieures du bassin, mais plutôt sur les organes postérieurs de la cavité pelvienne ; le cul-de-sac de Douglas en étant

(1) BERGER. *Loc. cit.*, p. 41.

la partie la plus déclive, c'est sur ce point que se portera le maximum de pression. C'est surtout dans ce cas qu'une largeur insolite du bassin viendra s'ajouter au redressement de son axe. Schreyer attribue aussi une influence à la situation déclive des anses de l'intestin grêle au fond du bassin.

Quel est le contenu des hernies vaginales? On peut y trouver bien des choses. Després, cité par Péan (1), parle du rein et de l'ovaire, mais ce sont là des cas rares.

L'épiploon s'y rencontre souvent, malgré ce que disait Scarpa qui croyait le tablier épiploïque trop court pour atteindre un niveau aussi inférieur. Si on avait fait des hystérectomies vaginales au début du siècle, Scarpa aurait pu se rendre compte qu'on est, au contraire, souvent gêné par l'issue de l'épiploon au fond du vagin. Et puis, nous trouvons dans les observations que nous avons reproduites à la fin des cas avérés d'épiplocèle.

L'intestin forme la grande majorité de ces sortes de hernie. Les interventions chirurgicales sont trop peu nombreuses pour nous éclairer sur la portion de l'intestin qui s'y rencontre le plus souvent. Nous savons seulement que dans le malheureux cas rapporté par Garmann et cité par Hoin (2), on vit s'échapper du sac tout le cæcum et une grande partie du côlon ; mais il y a tout lieu de croire que dans la plupart des cas c'est l'intestin grêle qui descend dans le sac.

D'autres fois enfin, on trouve le sac déshabité ; c'est ce qui a eu lieu dans le cas qui nous occupe, et nous ne pouvons savoir quels sont les organes qui y avaient été contenus à un moment donné.

(1) Péan. *Tum. de l'abdomen et du bassin*, p. 710.

(2) V. p. 1, obs. V.

CHAPITRE III

Symptômes et diagnostic. — Pronostic.

§ 1. — Symptômes.

Nous n'avons pas à entrer dans de longs détails sur la symptomatologie de l'élytrocèle. Cette affection présente les symptômes communs à toutes les variétés de hernie et peu de signes lui sont propres.

Les signes physiques sont les plus importants.

A la vue on peut ne rien soupçonner extérieurement si la tumeur est de petit volume. Mais en écartant les petites lèvres, et en examinant les replis vaginaux, on apercevra la tumeur plus ou moins tendue à la surface de laquelle la muqueuse a conservé sa couleur normale, à moins de complications inflammatoires.

Le toucher est plus significatif. Il permet en effet de suivre les contours de la tumeur, d'en apprécier les dimensions, la consistance, et surtout de la poursuivre jusqu'à son point d'implantation plus ou moins étendu, suivant que la hernie est sessile ou pédiculée.

Le doigt peut en effet circonscrire le lieu d'implantation de la tumeur et il faut toujours se livrer à cet examen qui fera éviter bien des erreurs de diagnostic qui ont été commises, erreurs qui ont fait prendre une élytrocèle pour un polype utérin. — Le toucher servira aussi à se rendre compte de la situation de l'utérus et de la présence d'un prolapsus utérin, plus ou moins considérable suivant les cas. Ceci a une grande importance au point de vue du traitement, car, comme nous le verrons plus loin, on pourra dans certains cas traiter la hernie par une fixation de l'utérus.

Les symptômes fonctionnels sont des plus variables : dans quelques cas, comme dans notre observation, ils sont réduits au minimum : simple sensation de pesanteur dans le bas-ventre, la sensation de *chute des organes* comme le dit A. Cooper, qui peut occasionner des douleurs plus ou moins vives s'opposant à la station debout et empêchant la malade de se livrer à ses occupations. — Mais la douleur peut être beaucoup plus accusée et il suffira de parcourir les observations résumées à la fin de ce travail pour se rendre compte combien la présence d'une hernie vaginale peut, dans certains cas, interrompre la vie sociale de la malade, qui est obligée pour ne pas souffrir de garder la position horizontale, à plus forte raison quand la hernie est aussi volumineuse que celle qu'a opérée F. Gaillard Thomas. — Ces douleurs continues peuvent s'accompagner aussi de véritables crises de coliques qui s'irradient à toute la cavité abdominale, surtout si le contenu est une anse d'intestin, et à plus forte raison si le collet est un peu resserré et a quelque tendance à s'étrangler.

Les efforts et la toux ont une influence manifeste sur l'apparence de la tumeur. Dans certains cas, la hernie s'affaisse et se flétrit en quelque sorte à la suite d'un repos plus ou moins prolongé dans le décubitus dorsal, mais si on fait lever la femme, qu'on la fasse marcher, qu'on lui fasse faire des efforts, par exemple soulever un fardeau, la tumeur se reproduit, la poche se tend et on dirait parfois qu'elle va se rompre. On obtient un résultat analogue en faisant tousser la malade ; à chaque effort de toux, il y a augmentation de volume et de tension de la tumeur.

D'après Levret (1) « on reconnaîtra que l'épiploon seul est dans la poche herniaire, si la tumeur est indolente ; si, au lieu d'être unie, elle est inégale dans tous ses points, sans être cependant d'une dureté extrême ». Mais le diagnostic de l'épiplocèle se fera plus facilement par élimination de l'enterocèle. La présence de l'intestin dans une hernie vaginale se reconnaîtra, comme pour toutes les autres variétés de hernie, à la consistance, surtout au *gargouillement* qui ne manque pour ainsi dire jamais. Au reste entero ou épiplocèle sont justiciables du même traitement ; ce diagnoctic différentiel n'a donc qu'une importance limitée.

§ 2. — Diagnostic.

Ces élytrocèles peuvent être confondues avec les tumeurs du vagin, d'où la nécessité d'un diagnostic différentiel.

En effet, comme nous le verrons plus loin, nous avons trouvé dans la littérature médicale, bien des méprises faute d'un diagnostic précis de l'élytrocèle postérieure.

Dans les *kystes du vagin*, la tumeur est arrondie, lisse, sessile ou avec tendance à la pédiculisation. Elle est tendue et donne la sensation liquide. Mais elle n'est pas réductible et la toux n'a aucune influence sur son degré de tension.

(1) Cité par Hoin.

Dans l'*hématocèle rétro-utérine* on trouve une tumeur fluctuante qui distend le cul-de-sac de Douglas et repousse le col utérin, en haut et en avant. Mais cette fluctuation ne persiste pas longtemps. La consistance change bientôt pour devenir irrégulière, liquide par endroits, solide ailleurs. On peut trouver la crépitation neigeuse. De plus le palper bi-manuel nous montre l'utérus, enchâssé et comme enclavé dans la tumeur; il semble en faire partie et est immobilisé par elle.

C'est toujours la consistance de la tumeur qui fera faire le diagnostic avec les *fibromes pelviens* qui ne sont pas rares et viennent souvent dédoubler la cloison recto-vaginale. Ce sont des tumeurs dures, solides, à consistance parfois ligneuse, que la pression du doigt ne peut absolument pas déplacer.

L'exploratiou bi-manuelle permettra facilement d'écarter le diagnostic de *rétroflexion utérine* surtout en la faisant suivre du toucher rectal. En effet, la vacuité du cul-de-sac antérieur et l'absence du globe utérin à l'hypogastre sont des signes que l'on ne saurait retrouver dans l'élytrocèle qui nous occupe.

En somme, comme le dit Berger (1), « il suffira le plus souvent de penser à l'existence de la hernie vaginale pour éviter de la méconnaître. Les polypes utérins, les kystes et les tumeurs du vagin, le prolapsus de cet organe, ne pourraient être confondus avec elle que par une faute d'extrême inattention. La cystocèle vaginale siège sur la face antérieure du vagin sur laquelle on n'observe pas de hernies,

(1) BERGER. *Loc. cit.*

et l'introduction d'une sonde dans la vessie suffirait d'ailleurs à lever les doutes. La rectocèle vaginale, plus facile à confondre avec une entérocèle sera reconnue par le toucher rectal qui permet de ressortir dans la tumeur vaginale. Le toucher rectal et vaginal combinés feront également constater l'existence des hedrocèles ».

Et cependant on peut relever des erreurs déplorables commises dans le diagnostic de cette affection et dont les conséquences ont été fatales aux malades : dans le cas de Michelson et Lukin (1), la hernie vaginale pédiculée fut prise pour un polype du vagin et excisée comme telle ; la mort de l'opérée en a été la conséquence rapide, par hémorrhagie intra-péritonéale, une portion du côlon transverse et une notable quantité d'épiploon ayant été enlevées avec la tumeur, sans que le chirurgien se fut aperçu de son erreur.

Dans un autre cas cité par Gunz, une hernie vaginale, fut prise pour un abcès et incisée ; la malade succomba à la péritonite.

Ces cas malheureux prouvent le soin avec lequel on doit faire le diagnostic de l'élytrocèle vaginale.

§ 3. — Pronostic.

Le pronostic de l'élytrocèle n'a pas une gravité spéciale, il est analogue à celui des autres variétés herniaires, c'est-à-dire qu'il dépend surtout de la possibilité plus ou moins grande de s'étrangler à un moment donné.

Mais il est un cas où, de par sa situation dans le vagin, la hernie acquiert une plus grande importance ; c'est si la

(1) MICHELSON et LUKIN. *Centralblatt für Chir.*, 1879, p. 303.

femme devient enceinte; dans ce cas, la hernie vaginale devient une cause fréquente de dystocie. En effet, en descendant vers l'excavation, le pôle fœtal repousse vers le périnée la masse viscérale qui se trouve interposée entre lui et le promontoire; d'où exagération du volume de la tumeur qui, remplissant la filière pelvi-génitale, s'oppose à l'engagement, ou tout au moins le retarde. Les vieilles observations citées par Hoin, nous montrent même que ce n'est qu'à cause de la dystocie, qu'on s'est aperçu, dans bien des cas, de la présence des hernies du cul-de-sac de Douglas.

CHAPITRE IV

Traitement.

On a tout naturellement opposé à l'élytrocèle, des traitements analogues à ceux des autres sortes de hernie ; les moyens se résument à deux ordres :

1° *Les compresseurs.*

2° *L'intervention chirurgicale.*

Ce n'est que pour mémoire que nous parlerons des *appareils de contention*. Ces moyens n'ont plus guère qu'une valeur historique, depuis l'appareil de Pipelet, dont nous parle Scarpa (1) et les observations de Garengeot (2) et d'Aslley Cooper (3). Mais tous ces appareils ne sont que des palliatifs et ne peuvent aboutir qu'à une cure temporaire de cette affection (4).

L'*intervention chirurgicale* nous semble actuellement la méthode de choix. Étant donnés les résultats satisfaisants

(1) SCARPA. *Loc. cit.*

(2) GARENGEOT. *Loc. cit.*

(3) A. COOPER. *Loc. cit.*

(4) Le nombre et la forme des pessaires décrits dans les vieux auteurs est considérable : pessaires ovalaires, pessaires en boudin, pessaires cylindriques pessaires d'éponges, etc. Dernièrement Boursier, cherchant un instrument moins difficile à supporter, fit construire pour sa malade, un pessaire à air, dans le genre du ballon de Champetier de Ribes, mais, de forme asymétrique, de manière à pouvoir se gonfler surtout par une de ses faces que l'on fera correspondre avec la face postérieure du vagin et avec le cul-de-sac de Douglas.

obtenus par les quelques interventions que nous avons pu relever, il nous semble qu'on ne saurait hésiter.

Dans sa communication au *Congrès de chirurgie* de 1896, Berger nous montre la diversité des indications thérapeutiques, diversité qui provient des deux formes anatomo-pathologiques que peut offrir la lésion. Nous y avons insisté plus haut. Nous nous contenterons donc de dire ici que l'intervention doit varier suivant que nous avons affaire à une dilatation générale du cul-de-sac de Douglas, ne présentant pas de collet, ni rien qui ressemble à un rétrécissement à la partie supérieure de la tumeur herniaire (c'est le cas de Berger), ou que nous aurons affaire à une véritable hernie, dont le sac est réuni à la grande cavité péritonéale par un véritable collet, et c'est le cas qui fait le sujet de notre observation.

« De cure radicale à proprement parler, il ne peut guère être question. Disséquer, reséquer le péritoine qui tapisse le cul-de-sac de Douglas, anormalement développé, est une indication plus facile à concevoir qu'à remplir ; si même, en avant et sur les côtés cet isolement était possible, croit-on qu'il serait aisé de dépouiller le rectum de son revêtement péritonéal ? Si cela était possible, où faudrait-il s'arrêter dans cette extirpation du péritoine, puisqu'aucune limite précise ne sépare la cavité herniaire de l'excavation pelvienne ? et même, en admettant que l'on ait pu isoler, pédiculiser, extirper tout le diverticule du péritoine qui s'enfonce entre le vagin et le rectum, comment remplir la seconde et non moins essentielle des indications de toute cure radicale ? comment oblitérer le trajet herniaire, c'est-à-dire le cul-de-sac de Douglas dépourvu de son péritoine, par la suture ? » (1). On le voit, la cure radicale de cette variété d'élytrocèle est impossible. Que faire alors ? Berger esseya d'employer la ventro-fixation de Gaillard Thomas, mais les tiraillements sur la séreuse trop courte n'auraient pas tardé à faire couper les fils et la hernie se serait fatalement reproduite. Il s'est alors inspiré des inconvénients dont se plaignait la malade, « les incónvénients (1) résultaient en grande partie du prolapsus génital que la hernie entraînait à sa suite. J'observai qu'en maintenant l'utérus en place, je n'empêchais pas à la vérité, l'intestin de descendre dans le cul-de-sac inter-vagino-rectal, mais que la saillie qu'il faisait alors n'était plus assez considérable pour sortir par la vulve. Je pensai donc que, sans guérir la hernie, j'en supprimerais presque tous les symptômes désagréables et gênants : 1° en fixant l'utérus très haut et en l'empêchant d'obéir à la traction que la paroi vaginale exerçait sur lui : 2° en rétrécissant suffisamment l'orifice vulvaire par une colporrhaphie postérieure, pour que la tumeur formée par la hernie interrecto-vaginale ne put franchir cet orifice et faire saillie à l'extérieur. Je pratiquai donc l'hystéropexie abdominale antérieure, et une colporrhaphie postérieure par le procédé de Lawson Tait. Je me disposais en outre, si l'examen du cul-de-sac recto-utérin me démontrait l'existence d'un rétrécissement entre la cavité péritonéale, à pratiquer l'occlusion de ce point rétréci au moyen d'un certain nombre de points de suture perdue : mais je ne pus trouver aucune trace d'une sem-

(1) Berger. *Congr. de Chir.*, 1896, p. 43.
(2) Berger. *Loc. cit.*

blable démarcation, et je pus m'assurer qu'il n'existait ni orifice herniaire, ni collet du sac dont on put tenter d'obtenir l'occlusion ». Berger ajoute qu'il est loin de donner cette pratique comme un modèle à suivre dans tous les cas; mais il n'y avait à coup sûr pas d'autre conduite à tenir, et en somme la malade a quitté l'hôpital complètement débarrassée des incommodités qui l'y avaient fait entrer.

Citons à côté de l'intervention de Berger, celle de Gaillard Thomas. Ce chirurgien avait affaire à une hernie très volumineuse puisqu'elle atteignait le milieu de la cuisse. Il fit d'emblée la laparotomie médiane, procéda au taxis, qui refoula dans la cavité abdominale tout le contenu de la hernie, puis refoulant dans le vagin, le sac, il lui fait traverser son orifice de sortie et le retourne en doigt de gant, sur le doigt dans l'abdomen. L'extrémité invaginée de ce sac est suturée à la paroi abdominale antérieure.

Voilà un procédé brillant et ingénieux ; mais le cas était bien spécial, étant donné le volume peu commun de la hernie.

Pourquoi faire une laparotomie dans un cas de hernie de volume moyen dont on peut faire la cure radicale par le vagin? Il nous semble que ce doit être là le procédé de choix, pour les cas bien entendu, où il y a une hernie véritable, avec un sac et un collet. C'est ce que fit Péan, dans l'observation que je rapporte. Il fit une cure radicale, pure et simple, avec décortication et dissection du sac, ligature du collet, section du sac au-dessous de la ligature, et colpopérinéorrhaphie à la suite. Ce second temps de l'opération est très important pour la suite, car la consolidation de la face postérieure et du périnée doit être cherchée pour éviter le retour possible d'une hernie en un point aussi déclive et on ne saurait trop prendre de précautions à cet égard.

La cure radicale de l'élytrocèle nous semble donc le traitement de choix, quand elle es tpossible.

OBSERVATIONS

Observation (inédite) (Péan) (1).

Hernie déshabitée du cul-de-sac de Douglas. Cure radicale. Guérison.

Clara H..., femme L..., née à Haylles (Somme), le 9 juin 1848, âgée de 45 ans, ménagère, entre à l'hôpital International (service du Dr Péan) le 15 juin 1893, salle n° 4, lit n° 30.

Antécédents héréditaires. — Père mort à 56 ans, de rupture d'anévrysme. Mère actuellement vivante et bien portante, âgée de 75 ans. Ni frères, ni sœurs.

Antécédents personnels. — Elle a eu deux fois la fièvre typhoïde ; la première fois à 17 ans ; la seconde fois à 26 ans. Pas d'autres maladies antérieures. Réglée à 14 ans, toujours bien depuis.

Début. — La malade a eu deux accouchements : le premier date de deux ans après son mariage. La malade avait 22 ans. (il y a 23 ans de cela). Cet accouchement fut très pénible. Les douleurs du travail auraient duré 4 jours. Il s'agissait d'une présentation de la face, et on aurait fait jusqu'à trois applications de forceps. Il s'ensuivit une déchirure presque complète du périnée qui n'a jamais été restaurée et qu'on a abandonnée à elle-même. Le second accouchement eut lieu 13 ans après le premier. Ici présentation du sommet ; accouchement normal, à cela près qu'il a

(1) Cette observation a été recueillie par nous, pendant notre internat chez Péan.

occasionné une déchirure latérale du col qui a bien guéri par une série de cautérisations. Telle est l'histoire génitale de la malade. Notons qu'elle souffre du ventre depuis son premier accouchement. Le douleurs ne sont pas continues et il y a des périodes d'accalmie ; mais la moindre fatigue, et surtout une station debout, un peu prolongée, forcent la malade à s'aliter et à cesser toute occupation L'hiver dernier entre'autres, elle a du garder le lit pendant trois mois.

La malade s'explique difficilement sur la nature même de ces douleurs ; ce serait surtout une sensation de pesanteur dans le petit bassin, avec maximum du côté du rectum.

État actuel. — La malade semble robuste et vigoureuse. Elle mange bien, va régulièrement à la selle. La miction est normale. L'analyse des urines faite trois fois de suite, à deux jours d'intervalle, ne nous dénote rien de particulier ; ni albumine ni sucre ; la malade nous dit cependant qu'à un certain moment ella a remarqué que ses urines étaient rougeâtres et troubles.

Les bruits du cœur sont normaux et bien frappés. La malade dénonce bien un peu d'essoufflement pour monter les escaliers ; mais elle est assez grasse.

Rien aux poumons.

Examen. — On constate facilement à la vue une déchirure presque complète du périnée ; nous disons presque complète, parce que la fissure, partie en oblique de la fourchette vulvaire et se dirigeant un peu vers la gauche, arrive à quelques millimètres de l'orifice anal et ne semble pas avoir intéressé le sphincter dont les contractions sont normales. Il n'y a jamais eu du reste incontinence de matières.

Le toucher nous montre un col un peu hypertrophié avec une ligne cicatricielle indurée sur le côté gauche du museau de tanche. Le corps utérin est normal comme volume ; mais il est un peu abaissé et semble d'une mobilité un peu exagérée. Les culs-de-sacs antérieur et latéraux sont souples et facilement dépressibles.

Dans le cul-de-sac postérieur, et se continuant en bas avec la paroi postérieure du vagin, nous trouvons une tumeur du volume d'un petit œuf environ. Cette tumeur est arrondie, régulière, manifestement fluctuante. Elle est dépressible et même totalement réductible par la simple pression des doigts. Si on fait tousser la malade on voit la tumeur se regonfler, et ses parois se tendre avec tendance manifeste à augmenter de volume.

Le toucher rectal, combiné au toucher vaginal, nous montre que la tumeur siège bien dans l'épaisseur de la paroi recto-vaginale, mais ne fait pas de saillie appréciable sous la muqueuse de l'intestin.

Opération (21 juin 1893). — Depuis son entrée à l'hôpital la malade a gardé le repos le plus absolu au lit, et elle a pris, matin et soir, des injections vaginales antiseptiques. La veille elle a été purgée et on a introduit dans son vagin un tampon iodoformé.

Anesthésie au chloroforme. La malade est placée en position vulvaire. On rase les poils du pénil et de la vulve, puis on procède à l'antisepsie de la région (vulve et vagin) avec l'alcool et le sublimé après avoir évacué la vessie.

Les bords de la muqueuse vaginale et les petites lèvres sont saisis entre les mors de 6 pinces longuettes dont deux aides se servent comme écarteurs pour étaler la paroi postérieure du vagin. On procède alors comme pour une périnéorrhaphie. Dissection d'un grand lambeau triangulaire sur la paroi postérieure du vagin ; on se sert du bistouri et de la pince à dissection ; seulement la paroi antérieure de la tumeur est fort mince ce qui rend ce temps de l'opération difficile et minutieux. Quand l'avivement est complet, on pratique au bistouri une ponction de la poche qui laisse échapper environ la valeur d'un verre à boire d'un liquide clair et citrin présentant tous les caractères du liquide péritonéal. Le liquide une fois écoulé on procède à la dissociation et à la décortication du sac herniaire. Cette opération est poursuivie de bas en haut et, au niveau du col utérin on arrive sur une portion rétrécie du sac, un collet resserré qui admet à peine l'extrémité du petit doigt. Ligature du collet à la soie plate, section du sac au-dessous de la ligature qui se retire et remonte dans l'abdomen.

Il ne reste plus alors qu'à poser les ligatures comme pour une périnéorrhaphie ordinaire. On se sert pour cela de l'aiguille courbe de Péan, et on place 7 fils profonds (soie plate) et 5 superficiels (crins de Florence). On remplit le vagin d'éponges iodoformées. Une sonde en gomme est laissée à demeure dans la vessie ; les genoux sont rapprochés l'un de l'autre à l'aide d'une serviette et la malade est replacée dans son lit, où elle ne tarde pas à se réveiller.

Suites opératoires. — Elles ont été bénignes. Le soir quelques vomissements. Vessies de glace sur l'abdomen T. S. = 36°,9.

22 juin. T. M. = 37°. La malade n'a pas dormi, mais elle s'assoupit le matin ; encore quelques nausées. Grog. Champagne T. S. = 36°,6.

Le 23. T. M. = 36°,6. La nuit a été bonne. Lait. Bouillon. T. S. — 37°,4.

Le 24. T. M. = 36°,3. On enlève les éponges du vagin on nettoie avec des tampons exprimés ; pansement sec iodoformé T. S. = 37°.

Le 25. T. M. = 36°,6 T. S. = 37°.

Le 26. T. M. = 36°,8. La malade est redescendue dans la salle commune. On enlève le pansement. La ligne de suture est complètement sèche. On recommence alors, jusqu'à la sortie de la malade, des injections vaginales au sublimé, matin et soir. Comme il se produit de la constipation, on a recours aux purgatifs et aux douches rectales.

4 juillet. On détache les genoux de la malade et on enlève les fils. La réunion est parfaite, sauf le premier point superficiel qui a coupé ? malgré toutes les précautions prises. La malade commence à se lever, et ses forces reviennent peu à peu.

Le 13. Elle quitte l'hôpital.

J'ai pu suivre de loin cette malade qui nous envoyait de ses nouvelles tous les trois mois environ. Elle habitait la province. Elle aurait eu une cystite, un mois environ après son retour chez elle ; mais cette affection a rapidement cédé aux lavages de la vessie sans sonde. Ses dernières nouvelles étaient bonnes.

Observations antérieures.

Observation II (Sandifort) (1).

Quand j'examinai ce cadavre émacié (cadavre d'une vieille femme), j'aperçus une tumeur du volume d'un œuf qui, non seulement, obturait l'orifice du vagin, mais descendant plus bas, entr'ouvrait franchement les lèvres de la vulve... La tumeur, molle au toucher moyennement tendue, provenait de la paroi postérieure du vagin, et le doigt introduit au-dessus d'elle, sous le méat urinaire atteignait enfin l'orifice utérin. A peine repoussée et remontée,la tumeur se reproduisait et les organes contenus dans cette poche, que la pression avait refoulés dans l'abdomen, en ressortaient si cette pression disparaissait...

(Suit l'ouverture du cadavre.)

Faisant suite au duodénum, le jéjunum était tiré vers le bas, et l'iléon descendait en entier dans le pelvis ; sa plus grande partie, descendant entre l'utérus et le rectum, traversait un orifice (foramen) admettant facilement un doigt, suivant le trajet de l'intestin et la dimension de cet orifice était telle qu'on pouvait facilement retirer l'intestin et le réduire dans la cavité abdominale. La poche qui auparavant obturait le vagin restait au-dessous de l'intestin rétracté et le doigt introduit à travers l'orifice, dans la direction du vagin, redistendait de nouveau la tumeur. Au niveau de l'orifice, le péritoine paraissait déchiré et écarté, tant de l'intestin (du rectum) que de la face postérieure de l'utérus, d'autant mieux que les lèvres de la déchirure adhéraient intimement à chacun de ces deux organes, comme les restes du péritoine dilacéré ; mais il résulta d'un examen plus soigneux, que le péritoine était refoulé, et qu'il formait un sac analogue à celui qu'on trouve dans toutes les hernies, (à moins de rupture péritonéale, ce qui est plus rare) ; les soi-disant lèvres de cette ouverture n'étaient

(1) Sandifort. *Observationes anatomico pathologicæ,* 1777.

que les replis péritonéaux passant de l'utérus au rectum et interceptant entre eux un orifice embrassant une anse intestinale ; ces replis avaient de telles connexions avec les trompes, les ovaires et les ligaments (larges) que ces organes ne pouvaient être dissociés de gré ou de force.

Les observations suivantes que nous résumons ici sont tirées du *Précis d'opérations de Chirurgie* de Leblanc de Hoin. Nous y trouvons la plupart des cas connus et publiés à cette époque (1775).

Observation III. — (Garengeot) (1).

Hernie de la paroi antérieure du vagin.

Vive douleur subite. Apparition d'une tumeur à l'orifice vulvaire débordant cet orifice d'un travers de doigt. Coliques. Miction impossible sauf dans le décubitus dorsal.

Au toucher l'utérus est normalement situé, la hernie cède au taxis mais reparaît sous l'influence de la marche et de la toux.

Essai d'un pessaire ovalaire qui produit des accidents, car l'intestin frise au devant et au-dessus de lui. La malade aurait été définitivement soulagée par le port d'un pessaire en forme de bondon.

Observation IV. — (Hoin) (2).

Entérocèle de la paroi postérieure du vagin.

Femme de 30 ans. Constipation opiniâtre et habituelle. Dans un effort violent de défécation, douleur vive dans la fosse iliaque gauche, qui devient chronique et s'irradie à tout le ventre et surtout au niveau du vagin. Trois semaines après, la malade constate

(1) Cité par Hoin.

(2) Hoin. *Précis d'opérations de chirurgie* de Leblanc, t. II, p. 244 et suiv.

une tumeur qui obture l'entrée du vagin et descend entre les lèvres. Les coliques continuent.

Au toucher, on remarque une différence dans le volume et la dureté de la tumeur suivant que l'examen est pratiqué debout ou dans le décubitus dorsal. En remontant dans le vagin, le long de la tumeur, on constatait que son siège d'implantation était sur la paroi postéro-latérale du vagin, à une hauteur d'environ trois pouces au-dessus de l'orifice externe de ce conduit.

Le taxis est douloureux, mais on peut faire rentrer la hernie. La malade n'a pas eu d'enfants. Gargouillement intestinal pendant le taxis.

Pessaire en bondon perfectionné sur celui de Garengeot. Pas de récidive. Guérison.

Observation V. — (Günz) (1).

Entérocèle vaginale avec cancer du vagin.

Femme de plus de 70 ans. Un accouchement laborieux. Malade se plaignant depuis trente ans d'une chute du vagin. Elle souffre beaucoup et finit par consulter.

Au toucher, tumeur faisant saillie dans le vagin au travers des parois de laquelle, l'auteur reconnut des anses intestinales. La tumeur cède au taxis. Le repos et les laxatifs sont le seul traitement institué, car l'auteur a senti, au-dessus de la tumeur herniaire une sorte de plaque dure et saignante, qui serait à son avis une zone de dégénérescence cancéreuse du vagin, ce qui contre-indique l'application d'un pessaire.

Observation VI. — (Garmann) (2).

Entérocèle vaginale prise pour un abcès.

Tumeur faisant issue à travers la vulve, et dont l'implantation

(1) Cité par Hoin.
(2) *Idem.*

vaginale est située sur la paroi latérale. Un chirurgien, que Garmann ne nomme pas, prend la tumeur pour un abcès et y fait une incision au bistouri. Il s'en échappe aussitôt tout le *cæcum* et une grande partie du *côlon*. Le chirurgien laisse les choses en place. Gangrène. Mort.

Observation VII. — (Lemaire) (1).

Entérocèle prise pour une chute du vagin.

Une femme eut, dans le vagin, à la suite d'un accouchement difficile, une tumeur qui partait d'une des parois latérales de ce conduit; plusieurs chirurgiens furent consultés; ils crurent qu'elle n'était produite que par une chute du vagin. M. Lemaire fut le seul qui, eu égard à l'espèce d'accouchement dont la tumeur avait été précédée, reconnut que celle-ci était une hernie intestinale.

Pessaire d'éponge. Guérison.

Observation VIII. — (Hacnel) (2).

Entérocèle de la paroi antérieure du vagin, cédant rapidement à l'application d'un pessaire d'éponge. Rien de particulier.

Observation IX. — (Levret et Louis) (3).

Entérocèle trouvée sur le cadavre d'une folle.

En 1747, Louis montra à Levret, à l'amphithéâtre de l'Hôpital Général de Paris, une entérocèle vaginale du côté gauche, sur le cadavre d'une fille de 40 ans, morte folle. La tumeur oblitérait la plus grand partie du vagin ; elle fut facile à réduire par le taxis.

« La situation de la matrice de cette fille était singulière ; son

(1) Cité par Hoin.

(2) *Idem.*

(3) Cité par Hoin.

fond était placé obliquement, et latéralement, de façon que l'ovaire, du côté de la descente, était beaucoup plus élevé que celui du côté opposé ; le museau de tanche était rangé du côté droit et enfin l'orifice inclinait considérablement de ce même côté. »

Observation X. — (Hoin) (1).

Entérocèle compliquée de cystocèle.

Observation très longue dans laquelle il est parlé d'une femme qui fait une chute sur le siège, pendant sa grossesse. Appelé pendant le travail, l'accoucheur constate une entérocèle de la paroi antéro-vaginale du vagin qui précède la tête de l'enfant. La tumeur n'est pas plus grosse qu'une noix, mais elle est très tendue par la pression de la tête fœtale qui la refoule en bas au-devant d'elle. Essais infructueux pour repousser la tête de l'enfant et essayer le taxis. L'accouchement se termine normalement. La tumeur disparaît le troisième jour.

Un an après, apparition d'une cystocèle.

Au deuxième accouchement, l'entérocèle reparaît au moment du travail, cette fois-ci, un peu plus volumineuse que la première fois. Elle disparaît de même pendant les suites de couches.

Observation XI. — (de Haen) (2).

Entérocèle compliquée de cystocèle et de rectocèle.

Femme de 35 ans, qui a fait deux chutes graves. Après la première, entérocèle vaginale, d'un gros volume, contenant une grande partie de l'intestin grêle. A la suite de la seconde chute, cystocèle et rectocèle qui viennent se surajouter. Mort. Autopsie.

(2) Hoin. *Précis d'opérations de chir.*, de Leblanc.
(1) Cité par Hoin.

Observation XII. — (Levret) (1).

Hernie entéro-épiplo vaginale

Ce chirurgien est appelé par une sage-femme auprès d'une primipare, aussitôt après la délivrance.

Dans les derniers six mois de la grossesse, la malade a fait deux chutes, l'une sur le siège, l'autre sur les genoux. Une fois l'accouchement terminé, et quoique cet accouchement ait été normal, la malade se plaint de douleurs extrêmement vives dans le bas-ventre et annonce à la sage-femme qu'elle sent encore « quelque chose qui veut sortir ».

Le chirurgien sent le vagin rempli par une tumeur, du volume d'un gros œuf, qui descend jusqu'à l'orifice vulvaire. Cette tumeur présente une implantation assez large sur toute la paroi gauche du vagin et une consistance très inégale. Ayant un peu appuyé dessus et ayant eu une sensation de gargouillement, Levret procède au taxis ; mais il ne peut arriver à une réduction complète, il ne peut faire rentrer une petite masse pâteuse et molle, de consistance analogue à celle de l'épiploon ; il en reste donc là, d'autant qu'une fois cette réduction partielle terminée, la malade se dit complètement soulagée, et elle n'a plus souffert depuis malgré l'absence de moyens de contention ultérieurs.

Observation XIII. — (Stubbs) (2).

Le 2 février 1752, Stubbs mande le fait suivant à Smellie. Il a été appellé auprès d'une primipare de 40, ans en travail. La poche des eaux est rompue depuis dix heures et rien ne progresse. Stubbs en pratiquant le toucher trouve une tumeur considérable qu'il prend d'abord pour une présentation du siège. C'est avec peine qu'il peut glisser deux doigts entre la tumeur et les pubis, et cela fait il arrive au niveau du col utérin entièrement dilaté, au-dessus

(1) Cité par Hoin.
(2) Cité par Hoin.

duquel il rencontre la tête non engagée. — Le taxis réussit parfaitement et l'engagement immédiat en est la conséquence.

Observation XIV. — (T. Gaillard Thomas) (1).

Énorme élytrocèle. — Opération. — Guérison.

Mme K..., multipare, âgée de 39 ans.

Elle se plaint depuis six ans d'une tumeur qui s'est montrée à la vulve et qui lui cause de la difficulté dans la locomotion, des mictions fréquentes, des défécations pénibles, des douleurs de reins, des coliques et des symptômes nerveux. Pendant ces six dernières années, la tumeur a continuellement augmenté de volume et elle atteint actuellement le millieu de la cuisse droite. Depuis ce temps elle était très amaigrie, et elle souffrait tellement des symptômes cidessus énoncés qu'elle n'avait d'autre ressource que la perspective d'un soulagement incomplet. Impossibilité de se tenir debout, de marcher, de rester assise et de vider sa vessie ou son rectum.

A l'examen on observe, sortant de la vulve, une grosse tumeur de couleur mouchetée, offrant l'apparence d'une énorme cystocèle. Au bout d'une minute d'examen on voit qu'on s'est trompé. L'index passe autour de la tumeur et, introduit dans le vagin, arrive à l'implantation de la tumeur, sur le côté droit du vagin, au niveau de l'ischion. On arrive plus haut au niveau de l'utérus. Cathétérisme vésical.

On pratique le taxis dans la position genu-pectorale et la tumeur disparaît avec un gargouillement clair ; elle rentre dans l'abdomen, à travers une ouverture située sur le côté droit.

Opération qui consiste à opérer le taxis, rentrer complètement le contenu du sac herniaire dans l'abdomen, et ce sac étant retourné comme un doigt de gant, le fixer à la paroi abdominale antérieure par la laparotomie. — Suites opératoires excellentes.

(1) T. Gaill. Thomas. *New-York med. Journal*, 26 déc. 1885, p. 705.

Observation XV. — Astley Cooper (1).

Femme de 20 ans. Nullipare. Tumeur du volume d'une petite bille de billard, insérée sur la paroi postérieure du vagin et un peu à gauche. La tumeur est réductible. La toux agit sur le volume et la consistance de la tumeur qu'elle rend plus grosse et plus dure. Si on comprime le niveau de l'insertion de la tumeur avec le doigt, cette tumeur ne se reproduit pas.

Comme symptômes, les mouvements sont impossibles, la malade accuse une sensation de déplacement intérieur.

Comme traitement : Prescription d'un pessaire.

Observation XVI. — (Astley Cooper) (2).

Femme de 30 ans. Tumeur herniaire insérée sur la paroi postérieure du vagin. Élytrocèle. Sims diagnostiqua dans la tumeur la présence de matières fécales solides. Après un lavement évacuateur, la tumeur redevint molle et céda au taxis. La malade eut depuis plusieurs accouchements normaux, mais elle ne put marcher qu'avec difficulté.

Opportunité du pessaire.

Observation XVII. — (Astley Cooper) (3).

Femme de 25 ans atteinte d'élytrocèle rendant tous les mouvements des membres inférieurs impossibles, quand la malade ne portait pas de pessaire. Application d'un appareil de contention de forme globulaire.

(1) Obs. 324 des *Œuvres chirurg.* d'A. Cooper.
(2) Obs. 327, communiquée par Sims.
(3) Obs. 328, communiquée par Sims.

Observation XVIII. — (Berger) (1).

Hernie du cul-de-sac de Douglas (hernie vaginale élythrocèle) traitée par l'hystéropexie et la colporrhaphie postérieure.

Anna D..., âgée de 34 ans, est admise, le 17 janvier 1896, à la Pitié, salle Lisfranc, n° 11. Elle dit avoir une chute de la matrice et donne, à cet égard, les renseignements suivants :

Réglée à quatorze ans, elle a eu trois enfants : le premier à vingt-et-un ans, le deuxième à vingt-trois ans, le dernier à vingt-neuf ans ; ses couches se sont toujours bien passées, et ce n'est que trois ans après la dernière qu'elle s'aperçut d'une saillie qui se présentait à la vulve, en même temps qu'elle commençait à éprouver une sensation de pesanteur incommode dans la région génitale. Elle se montra à un médecin qui, pendant quelques mois, pratiqua, paraît-il, des cautérisations sur le col de la matrice. Les inconvénients dont elle souffrait ayant augmenté d'une façon notable, elle se décida à entrer à l'hôpital, au commencement de l'année.

La malade présente les symptômes et les apparences d'un prolapsus génital ; elle se plaint, dès qu'elle est debout, surtout quand elle travaille, de sensation vague de pesanteur vers les parties génitales, comme si le contenu de son ventre menaçait de s'échapper (sensation de chute des organes, comme l'appelle pittoresquement Astley Cooper). Il s'y joint des tiraillements lombaires, des douleurs vagues dans le ventre, et souvent des coliques vives, de la constipation, et de tout cet ensemble résulte un réel état d'impotence.

L'examen des parties génitales, fait reconnaître les caractères apparents d'une chute de la matrice et de la paroi postérieure du vagin ; quand la malade se lève, il n'y a point de déplacement appréciable à la vue, et c'est tout au plus si le toucher indique un certain abaissement du col, qui est très mobile et assez volumi-

(1) *Congrès de Chirurgie*, 1896, page 34.

neux. On constate la cicatrice d'une assez large déchirure de la fourchette.

Quand la malade a marché quelque temps et fait des efforts, on voit au contraire une tumeur grosse comme un œuf de poule sortir de l'orifice vulvaire; cette tumeur est constituée par la paroi postérieure du vagin, elle augmente de volume à chaque effort, et en engageant la malade à pousser ferme, d'une manière soutenue, on voit à la fin le col utérin apparaître lui-même à la vulve. Le prolapsus de la paroi postérieure du vagin, complètement sortie de l'orifice vulvaire, forme alors une grosse tumeur globuleuse qui se gonfle et se tend à chaque effort, et qui masque entièrement le prolapsus utérin. Le col utérin d'ailleurs ne franchit pas l'orifice : la paroi antérieure du vagin et la vessie ne paraissent prendre aucune part au déplacement des organes.

Voici ce que nous apprend de très particulier la suite de l'examen : lorsque le prolapsus se présente avec tout son volume, si l'on cherche à le réduire, on éprouve tout d'abord une certaine difficulté. Pour y arriver, le mieux est de le saisir à pleine main et de le comprimer ; on le sent alors diminuer de tension, puis de volume, sans que la paroi vaginale rentre, ni que l'utérus remonte; on n'a bientôt plus sous les yeux qu'un repli flasque, pendant hors de la vulve, repli qui présente une assez grande épaisseur, mais qu'il est alors facile de refouler au travers de l'orifice vulvaire ; la réduction complète du prolapsus utérin et du prolapsus vaginal, s'obtient alors sans difficulté. En même temps que la tumeur diminue, sous l'influence des poumons, il arrive quelquefois, pas toujours, de percevoir un bruit de gargouillement, et les doigts peuvent sentir les parties souples et mobiles, semblables aux anses intestinales ou à l'épiploon qui rempliraient un sac herniaire, qui s'échappent et remontent sous l'influence de cette espèce de taxis. La sensation obtenue est parfois si nette, que dès le premier examen je ne doutais nullement que je n'eusse affaire à une véritable hernie refoulant la paroi vaginale postérieure.

Une rectocèle ne donne en effet pas lieu à de semblables phénomènes ; si elle se tend dans les efforts et dans la toux, elle se laisse refouler graduellement par la plus simple pression et à aucun moment, elle ne peut se présenter comme une poche qui reste au dehors, tandis que l'on a réduit son contenu ; le rectum suit la paroi vaginale dans tous ses déplacements, et rentre ou sort avec elle.

D'ailleurs le toucher rectal donne ici une indication formelle ; lorsque le prolapsus s'est produit et a atteint tout son volume, le doigt, introduit dans le rectum et recourbé en avant, au lieu de pénétrer dans le prolapsus, et de pouvoir être senti au travers de la cloison recto-vaginale prolabée, rencontre cette cloison à sa place, et est séparé de la main qui explore la tumeur par toute l'épaisseur de celle-ci. Le rectum ne prend donc pas part à ce déplacement.

En refoulant l'utérus le plus haut possible, et en le maintenant réduit avec un tampon, après avoir soulevé avec une valve la paroi antérieure du vagin, si on engage la malade à tousser ou à faire des efforts soutenus, on voit la paroi postérieure du vagin bomber et se tendre à chaque effort. Ce gonflement, qui donne, à la paroi postérieure du vagin, une apparence globuleuse, occupe toute l'étendue de cette paroi, et se termine au niveau où se font les entrecroisements du sphincter anal, du transverse du périnée, et du constricteur du vagin. En mettant un doigt dans le rectum on peut s'assurer que celui-ci n'y prend aucune part, et qu'au contraire au moment où ce gonflement se produit, quelque chose s'interpose entre le doigt placé dans le rectum et celui qui repose sur la paroi vaginale postérieure. On peut même à ce moment percevoir le frôlement des anses intestinales ou de l'épiploon, qui s'introduisent dans le prolongement de la cavité péritonéale située entre le vagin et le rectum.

Ces diverses explorations ne pouvaient donc laisser de doute sur l'existence dans l'épaisseur de la cloison recto-vaginale d'une cavité dépendant de la cavité péritonéale, et communiquant avec elle au niveau du cul-de-sac de Douglas, cavité s'étendant jusqu'au plan musculaire qui forme le plancher périnéal, et dans laquelle pénétrait librement le contenu de l'abdomen. Il s'agissait donc là d'un prolongement du cul-de-sac de Douglas, s'étendant entre le vagin et le rectum jusqu'au périnée, et donnant lieu à une hernie qu'en raison de son siège on ne pouvait considérer que comme une hernie vaginale postérieure.

L'intervention chirurgicale dut être différée à cause d'une affection grippale que présentait la malade. Pour des raisons que je développerai plus loin, je me résolus à pratiquer d'abord simplement l'hystéropexie abdominale : elle fut faite le 28 mars. Au cours de l'opération, en portant mes doigts derrière l'utérus, je pus me convaincre que le cul-de-sac postérieur présentait une longueur et une amplitude tout à fait musclée; mais on ne trouvait rien à ce niveau qui rappelât la disposition d'un sac herniaire. Nulle part on n'observait de resserrement circulaire de bride ou de retrécissement quelconque, donnant l'idée d'un collet ou de quelque chose d'approchant. Malgré la profondeur du cul-de-sac rétro-utérin il eut été très difficile de le retourner en doigt de gant, d'amener et de fixer, par une suture, son fond à la paroi abdominale antérieure, pour reproduire le procédé mis à exécution par Gaillard Thomas, dans un cas analogue. Je me bornai donc à fixer la face antérieure de l'utérus aux aponévroses abdominales par des points de suture à la soie très forte, placés sur la moitié inférieure de la face antérieure de l'utérus, en traversant les lèvres de l'incision de la ligne blanche aussi haut que possible. Les suites de cette opération furent normales. La réunion fut obtenue par première intention.

Au bout d'un mois, la fixation de l'utérus semblait solide, et le col ne s'abaissait nullement dans les efforts, mais comme la hernie vaginale bombait toujours dans les efforts et se présentait encore à l'orifice vulvaire, quoiqu'avec un volume infiniment moindre qu'auparavant, je résolus de compléter l'opération par une colporrhaphie postérieure. Celle-ci fut faite le 7 mai suivant. La malade quittait l'hôpital, trois semaines plus tard, débarrassée des sensations incommodes qui l'avaient déterminée à y entrer.

CONCLUSIONS

I. — Bien qu'elles soient relativement rares, il existe quelques cas de hernie du cul-de-sac de Douglas.

II. — Le diagnostic de cette affection est facile.

III. — Cette affection est sujette aux complications habituelles des hernies, surtout à l'étranglement. Mais son danger réside surtout dans la dystocie qu'elle peut produire.

IV. — Le traitement de choix est la cure radicale, quand cette opération est possible.

V. — L'hystéropexie peut rendre des services quand il n'y a pas de collet herniaire et que la hernie est produite par un abaissement total du cul-de-sac de Douglas.

VI. — Toute intervention sera suivie d'une colpopérinéorrhaphie.

INDEX BIBLIOGRAPHIQUE

Astley Cooper. — *Œuvres chirurgicales*, p. 360.
Breisky. — *Deutsche Chir.* Lief. LX.
Berger. — *Traité de Chirurgie* (Duplay et Reclus), t. VI, p. 827.
— *Dixième Congrès de Chirurgie.* Paris, 1896, p. 34.
— *Journal de médecine et de chirurgie pratiques*, 18 mars 1896.
Boursier. — *Gazette hebdomadaire des sciences médicales de Bordeaux*, 1896, nº 11.
Otto Zuckerkandl. — *Deutsche Zeitschr. f. Chir.*, t. XXXI, p. 590.
Cruveilhier. — *Anatomie*, 2e édition, 1840, t. III, p. 700.
F. Gaillard-Thomas. — *New-York Med. Journ.*, 26 décembre 1885, p. 705.
Fordyce Baker. — *Americ. Journ. of Obstetrics*, 1876, t. IX.
Garengeot. — *Mémoires de l'Académie de Chirurgie*, t. II, p. 703.
Gunzius. — *Observationum Anat. Chirurg. de Hernies libellus.* Lipsive, 1744, in-4º, p. 88.
— *Gazette hebdomadaire des sciences médicales de Bordeaux*, nº 11, 1896.
Gattaï. — *Lo Sperimentale*, août 1881.
Hoin. — *Précis d'opérations de chirurgie* de Leblanc, t. II, p. 244.
Jacobson. — *Græfe und Walther Journal.* Berlin, 1826.
Jonathan F. C. H. Macready. — *A tractise on ruptures.* London, 1893, p. 287.
Le Dentu et **Delbet.** — *Traité de Chirurgie clinique et opératoire*, t. VII, p. 806.
Labadie-Lagrave et **Legueu.** — *Traité médico-chirurgical de gynécologie*, p. 470 et suiv.
L. Ebner. — *Deutsche Zeitschrift für Chirurgie*, t. XXVI, p. 48.
Michelson et **Lukin.** — *Centralblatt für Chirurgie*, 1879, p. 303.
Masse. — *Gazette hebdomadaire des sciences médicales de Bordeaux*, 1895.
Paul Sweifel. — *Deutsche Chir.* Lief. 61, 1885, p. 39.
Peter Yung. — *Edinburgh obstetr. Transactions*, 1881-1882, t. VII, p. 51.
Péan. — *Diagnostic et traitement des tumeurs de l'abdomen et du bassin.* Tome I, p. 370.
Petroniti. — *Gazette médicale*, 1837, p. 424.
Sandifort. — *Observationes anat. pathologicæ*, 1777, chap. IV, p. 65.
Scarpa. — *Supplément au Traité des Hernies*, p. 118.
Smellie. — *Observations sur les accouchements*, t. II, p. 171.
Smellie. — *A collection of cases*, etc., 1768 (4e édit.), II, 129.
Uhde. — *Arch. für klin. Chir.*, t. XI, p. 1.
Winkler. — *Congrès médical.* Berlin, 1890.
W.-L. Reid. — *Glascow med. surg. Journal*, 1894, t. XLII, p. 51.
Winckel. — *Pathologie der Weiblichen Sexualorgane.* Leipzig, 1881.

TABLE DES MATIÈRES

IMPRIMERIE LEMALE ET Cie, HAVRE

www.ingramcontent.com/pod-product-compliance
Ingram Content Group UK Ltd.
Pitfield, Milton Keynes, MK11 3LW, UK
UKHW020447180726
13839UKWH00004B/1668